S. H. O.

RENSEIGNEMENTS MÉDICAUX

A L'USAGE

DES

AGENTS

dans les Factoreries non visitées par un Médecin

PARIS

IMPRIMERIE ET LIBRAIRIE CENTRALES DES CHEMINS DE FER

IMPRIMERIE CHAIX

SOCIÉTÉ ANONYME AU CAPITAL DE TROIS MILLIONS

Rue Bergère, 20

1906

S. H. O.

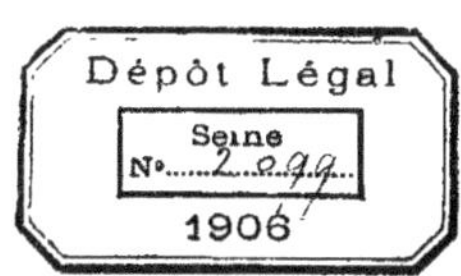

RENSEIGNEMENTS MÉDICAUX

A L'USAGE

DES

AGENTS

dans les Factoreries non visitées par un Médecin

PARIS

IMPRIMERIE ET LIBRAIRIE CENTRALES DES CHEMINS DE FER

IMPRIMERIE CHAIX

SOCIÉTÉ ANONYME AU CAPITAL DE TROIS MILLIONS

Rue Bergère, 20

1906

PREMIÈRE PARTIE

CONSEILS D'HYGIÈNE

HABITATION

L'emplacement des bâtiments a une grande importance. Le terrain sur lequel ils sont installés doit, autant que possible, être en pente, sec et poreux, présentant pour les eaux des voies de facile écoulement; les terrains argileux, calcaires compacts ou silico-ferrugineux retiennent les eaux et favorisent le développement des germes paludéens. Les vallées étroites et profondes doivent de même être évitées avec soin; elles encaissent la chaleur, les miasmes, les brouillards; ce sont des nids à fièvre, toujours fort dangereux.

Les plaines humides et marécageuses devront être assainies par des travaux de drainage et des plantations d'essences asséchantes, comme l'eucalyptus et le bambou.

L'orientation ne peut guère être soumise à des règles fixes et se trouve sous la dépendance des conditions d'emplacement; en général, l'orientation est-ouest sera la meilleure, les façades se trouvant au nord et au sud, les pignons restant orientés vers le soleil. Si les vents dominants sont purs et frais, des ouvertures seront ménagées des deux côtés; d'un seul, si l'autre façade est dans le voisinage ou sous le vent des marigots.

L'habitation sera surélevée de 1 à 2 mètres à cause de l'humidité du sous-sol et des miasmes qui s'en dégagent; les mieux comprises seront à étage avec chambre à coucher au premier.

Les constructions en pierre ou en briques seraient les meilleures; mais il sera rarement possible de les faire ainsi et on sera réduit le plus souvent à employer le bois et les matériaux trouvés sur place — même dans ces conditions, il est possible et facile de réaliser une habitation hygiénique ayant un plancher surélevé de 70 centimètres à 1 mètre au-dessus du sol et constitué soit par des rondins ou des tiges de raphia joint, soit par des claies et recouvert ou non de nattes — une instruction détaillée sera donnée pour l'établissement et la construction des bâtiments. Si l'on emploie la tôle pour la couverture il faut toujours dans les chambres d'habitation mettre un plafond constitué avec des planches, des claies ou des nattes.

ALIMENTATION

Les repas doivent être légers, il vaut mieux les rendre un peu plus fréquents et remplacer le café du matin par de la soupe et quelques viandes froides.

Le régime doit être des plus réguliers, les repas ayant lieu à heures fixes et les extras étant exceptionnels ; ces derniers et les veilles sont des sources d'embarras gastriques et d'accès de fièvre.

Aliments. — Les aliments de digestion facile, poisson, œufs, volaille, ainsi que les huilages, soupes, crèmes, etc., et les légumes frais seront choisis de préférence ; il faut faire un usage modéré de la viande de boucherie, le foie des gros mangeurs travaille davantage et les expose à la congestion ; l'usage exclusif de conserves, même des meilleures, fatigue l'estomac, il faut donc s'ingénier à trouver des vivres frais.

L'alimentation presque exclusivement végétarienne des indigènes ne peut convenir aux Européens, elle les conduirait à l'anémie et diminuerait leur résistance contre les maladies et le climat.

Eau. — L'eau de boisson doit être surveillée avec soin, elle sert de véhicule à de nombreux microorganismes causes de diarrhée, de ténia, d'hématurie ; elle peut renfermer les microbes de différentes maladies infectieuses, fièvre typhoïde, dysenterie, choléra. Il est donc prudent de la stériliser ou au moins la filtrer ; dans n'importe quel poste on peut faire un filtre avec une barrique ou une caisse bien étanche dans laquelle on dispose des couches alternantes de sable et de charbon ; dans la brousse, on filtre grossièrement au moyen d'un entonnoir au fond duquel on a placé du charbon cassé et un tampon de ouate hydrophile.

A défaut, on stérilise l'eau par l'ébullition avec décantation et battage pour l'aérer, on la met dans des seaux en toile où elle refroidit plus rapidement. On peut de même employer comme boisson de l'infusion de thé qui présente l'avantage de pouvoir être absorbée tiède et de diminuer la quantité de liquide ingéré.

Boissons diverses. — Entre les repas, on doit peu user de boissons. L'eau ingérée passe rapidement dans la circulation, fait transpirer et est cause de débilitation ; en outre, elle fatigue l'estomac, lui fait perdre sa tonicité et conduit à la dyspepsie.

Quant aux alcools divers, apéritifs ou digestifs, il faut autant que possible en restreindre l'emploi et même les supprimer; ils empoisonnent lentement l'organisme, détraquent l'appareil digestif et préparent l'abcès du foie. La bière d'importation, très chargée en alcool, présente les mêmes inconvénients.

Seul, le vin, à la dose réglementaire de la ration des troupes (40 centilitres par jour) constitue un tonique utile et inoffensif, à condition d'être pris aux repas, mélangé avec de l'eau; bu à jeun, il présenterait les mêmes dangers que les autres alcools.

Le thé et le café restent les véritables boissons coloniales inoffensives, digestives et rafraîchissantes, que l'on ne saurait trop recommander et qui devraient être substituées à toutes les autres.

VÊTEMENTS

Les vêtements seront de drap ou de toile, suivant les régions et suivant les saisons; dans tous les cas, ils doivent être amples, ne jamais serrer la poitrine ni le cou.

A moins de susceptibilité particulière des organes respiratoires ou digestifs, ne pas s'habituer au port continu de gilet ni de ceinture de flanelle qui, pendant l'hivernage, favorisent les éruptions de bourbouilles et exposent à de graves accidents quand on les quitte. En revanche, la ceinture de flanelle est d'un excellent emploi pour éviter les refroidissements et, toutes les fois que l'intestin est un peu irrité, particulièrement recommandée pour les nuits de la saison fraîche, où les écarts de température sont parfois considérables, et pour tous les cas de coliques ou de diarrhée; ainsi employée, elle devient un véritable médicament et produit les meilleurs résultats.

La coiffure est d'une importance majeure ; *ne jamais sortir au soleil sans le casque ou le chapeau de feutre ;* la moindre imprudence expose à une insolation et des accidents souvent mortels.

Avoir des lunettes ou des lorgnons à verres coquilles bleus ou fumés.

LIT, MOUSTIQUAIRE

Le lit doit être surélevé et bien à l'abri de l'humidité du sol; dans les régions à moustiques, il doit être entouré d'une bonne moustiquaire. Outre les piqûres et l'insomnie dont sont cause les moustiques, ils peuvent inoculer des organismes infectieux divers et, entre autres, celui du paludisme ; *une bonne moustiquaire est indispensable et joue un rôle important dans la prophylaxie des accès de fièvre.*

ABLUTIONS, SIESTE, ETC.

Dans le régime journalier, il faudra faire entrer l'usage des ablutions; après la sieste, quelques lotions à l'éponge remettent vite d'aplomb et suffisent pour rendre alerte et dispos; le soir, une douche, à défaut un tub, délasse et prépare au repos de la nuit. Il faut cependant noter que la douche froide ne convient pas à tous les tempéraments.

La sieste doit être courte, jamais plus d'une heure; pendant la saison sèche, on peut parfaitement s'en passer.

Enfin, il faut éviter les fatigues et les excès de quelque nature qu'ils soient; se défier des jeux violents, des parties de chasse ou de pêche, qui exposent souvent au soleil et aux miasmes des marais. Pour bien se porter, il est indispensable de mener un genre de vie où tout est pondéré, où les différentes fonctions sont tenues en haleine, mais où elles n'ont jamais de surcroît de travail à fournir.

MARCHES ET CAMPEMENTS

Avant d'entreprendre une marche un peu sérieuse avec une caravane, procéder à un examen minutieux des porteurs et éliminer tous ceux qui ne présentent pas les garanties de santé et de résistance suffisantes.

Les souliers de cuir sont graissés ainsi que les pieds; avoir soin d'emporter une paire de chaussures de rechange et une paire d'espadrilles pour mettre à l'arrivée à l'étape.

Suivant la température et suivant l'état des chemins, les étapes varieront entre 15 et 25 kilomètres; ce dernier chiffre ne devra être atteint que progressivement et pas dépassé. C'est d'ailleurs, bien plus sur le temps de marche que sur la distance (peu commode à apprécier) qu'il faut se régler. Il faut se mettre en marche au jour, s'arrêter vers 10 heures au plus tard pour se reposer à l'ombre durant les heures chaudes de la journée, ne repartir que vers 3 heures au plus tôt. Les marches de nuit doivent être exceptionnelles, elles privent les hommes d'un repos précieux et au moment où, grâce à la fraicheur, le sommeil est le plus réparateur.

Avant la mise en marche, faire un léger repas composé des restes du souper de la veille, viande froide, fromage, fruits, pain, café ou thé. Emporter un bidon rempli d'une infusion légère de thé, café, tisane de réglisse ou autre.

Toutes les heures environ, arrêter la caravane pendant dix minutes dans un endroit ombragé, et près d'un cours d'eau si possible. Des ablutions froides, des lotions sur la figure, le lavage de la bouche procurent un agréable soulagement. Eviter soigneusement de s'étendre à terre au soleil car la chaleur solaire, combinée à la chaleur réfléchie par le sol, peut exposer a une insolation foudroyante.

L'arrivée à l'étape doit avoir lieu avant la nuit pour permettre l'installation du campement et la préparation du repas du soir à la faveur des dernières clartés du jour.

Dès l'arrivée, changer de vêtements et mettre des effets de laine ou plus chauds pour la nuit. Toutes les fois qu'il est possible, se lotionner à l'eau fraîche ou prendre un tub, en ayant soin de se tenir à l'abri des courants d'air, au besoin derrière une couverture tendue entre deux piquets.

Le camp est installé à proximité d'un cours d'eau, sur un terrain légèrement en pente, à distance des marais et bas-fonds vaseux qui sont des foyers de fièvre et des nids à moustiques.

Le sol est débroussaillé par la matchette et le feu; le feu assainit le sol, le durcit et éloigne les moustiques. Des rigoles sont creusées pour collecter l'eau et la conduire dans la partie la plus déclive. Des feuillées sont établies au bas de la pente, sous le vent du camp.

Les tentes sont solidement fixées au sol et entourées d'une rigole pour l'écoulement des eaux. L'ouverture est placée du côté opposé au vent régnant, les parois sont arrosées pendant le jour pour abaisser la température ; on peut également les recouvrir d'herbes, de feuilles de palmiers, etc.

Ne pas coucher directement sur le sol, faire un lit de feuilles ou de paille sèche, étendre par-dessus une natte et se coucher tout habillé avec une couverture et une pèlerine. Un voile-moustiquaire doit entourer la tête pour la protéger des moustiques, si l'on n'a pas de moustiquaire.

S'occuper des porteurs de la caravane. Veiller à ce que la distribution ou l'achat des vivres se fasse régulièrement et à ce que les hommes mangent. Examiner ceux qui se sont blessés; les faire panser.

La quinine est bonne à prendre préventivement dans les périodes de séjour et de marche dans les régions insalubres où la fièvre est endémique. Elle est prise à la dose de 25 centigrammes tous les deux jours après le repas du matin ; quand on fournit un effort plus considérable, cette quantité est doublée et la seconde dose prise après le repas du soir.

DEUXIÈME PARTIE

MALADIES A SOIGNER DANS LES POSTES DÉPOURVUS DE MÉDECINS

ABCÈS, PHLEGMON

L'abcès se reconnaît aux caractères suivants : Tuméfaction, rougeur et douleur de la partie atteinte.

Le phlegmon est un abcès volumineux et étendu, généralement accompagné de fièvre.

Au début, on laissera le malade au repos avec des cataplasmes ou des bains locaux d'eau chaude additionnée de solution phéniquée ou de solution de sublimé.

L'abcès ou phlegmon une fois ouvert, on fera à l'intérieur des lavages antiseptiques et on appliquera des pansements humides.

Évacuation rapide du malade quand le phlegmon est volumineux et accompagné de fièvre.

AIGREURS D'ESTOMAC

On appelle aigreurs d'estomac ou pyrosis une sensation de chaleur qu'on ressent à l'estomac deux ou trois heures après le repas, et qui remonte quelquefois jusqu'à la gorge.

Le meilleur traitement est le bicarbonate de soude à la dose de un gramme dans un verre d'eau.

L'eau de Vichy et les eaux minérales similaires remplissent le même but.

AMPOULES

Petites bulles formées par le décollement de l'épiderme et remplies de liquide citrin; se développent le plus souvent aux pieds à la suite du frottement des chaussures.

Traitement : traverser les ampoules avec une aiguille et un fil bien propre qui reste en place comme un séton, recouvrir de vaseline boriquée.

Prophylaxie : avant la marche, enduire les pieds de suif ou d'un autre corps gras; graisser également les chaussures afin qu'elles restent souples et ne durcissent pas sous l'influence de la chaleur. Dès l'arrivée à l'étape, laver soigneusement les pieds et chausser les espadrilles.

ANÉMIE

Est le plus souvent consécutive à de nombreux accès de fièvre, caractérisée par faiblesse, manque d'appétit, pâleur de la peau, parfois vertiges, migraines, syncopes. Quand elle n'est pas soignée, elle aboutit à la cachexie avec œdème des membres inférieurs et complications du côté des organes internes.

Vin de quinquina à la dose d'un verre à Bordeaux avant chaque repas, perchlorure de fer à la dose de quelques gouttes par jour à prendre dans un peu d'eau avant le repas du matin.

Traiter avec soin par la quinine tous les accès de fièvre.

ANGINE, AMYGDALITE

Inflammation de la gorge, inflammation des amygdales.

Traitement par des gargarismes à l'eau boriquée 40 pour 1000 ou au chlorate de potasse 20 grammes pour 1.000.

BALANITE

Inflammation du gland et du prépuce.

Le traitement consistera en bains locaux de solution phéniquée légère ou de solution boriquée.

Lorsqu'il n'y a ni chancre, ni chaude-pisse, on appliquera, après les lavages, simplement un peu de gaze stérilisée ou de coton hydrophile.

BÉRIBÉRI

Maladie de misère, particulière aux indigènes, se montre surtout chez ceux qui sont dans de mauvaises conditions d'alimentation et d'habitation. Caractérisée par de l'œdème généralisé, des douleurs en ceinture, des palpitations cardiaques, de la difficulté dans la respiration, du manque d'appétit et souvent de la constipation. Déplacer les malades, les obliger à prendre de l'exercice : régime lacté absolu, jusqu'à trois et quatre litres de lait par jour; toniques comme dans l'anémie : quinquina, perchlorure de fer, purgatif salin tous les trois ou quatre jours, tisane de son ou de riz.

Comme moyens prophylactiques, varier le régime, surveiller, en particu-culier, la qualité des aliments, changer la nature de ceux-ci ; donner de la graisse.

BLENNORRHAGIE OU CHAUDE-PISSE

Écoulement d'un liquide muco-purulent par le canal de l'urèthre, avec douleurs plus ou moins fortes pendant les mictions et érections douloureuses la nuit.

On prendra, dès le début, des tisanes rafraîchissantes, graines de lin ou d'orge, chiendent, du lait et du bicarbonate de soude à la dose de 4 grammes par jour, tisanes indigènes diurétiques (faisant uriner).

On s'abstiendra de bière, de liqueurs alcooliques, de mets épicés ; on évitera les fatigues de toutes sortes et on fera usage de suspensoir.

Vers le quatrième ou cinquième jour de la maladie, on commencera l'administration du copahu ou du santal et on le continuera pendant les huit jours qui suivront la disparition complète de l'écoulement.

Trois fois par jour, on fera des injections dans le canal avec une seringue en verre. A cet effet, on emploiera une solution de permanganate de potasse à 1 p. 2.000. Avant chaque injection, il faudra avoir soin d'uriner. On pincera entre le pouce et l'index l'extrémité du gland, de façon à conserver dans le canal le liquide médicamenteux pendant une dizaine de minutes environ.

Le pus blennorrhagique est très contagieux et peut donner lieu, lorsqu'il est porté dans l'œil, à une affection très grave capable d'entraîner la perte complète de la vue ; on aura donc soin de bien se laver les mains chaque fois qu'elles auront été en contact avec la verge ou les linges souillés par l'écoulement.

BOURBOUILLE

Éruption cutanée produite par une transpiration abondante et caracté-risée par de nombreux petits boutons rouges, gros comme un grain de mil et parfois remplis de liquide transparent ; vives démangeaisons.

Eviter la chaleur et les causes de transpiration, grands soins de propreté, tub ou douches, lotions à la solution boriquée et application de poudre d'ami-don seule ou mélangée d'un peu d'acide borique finement pulvérisé.

BRONCHITE, RHUME

Le rhume est l'inflammation des muqueuses des voies respiratoires ; quand il reste localisé à la muqueuse nasale, il prend le nom de coryza ; s'il s'étend aux bronches, il prend le nom de bronchite.

On le traite par les boissons chaudes et aromatiques, tisanes de feuilles d'eucalyptus, de tilleul, de thé, etc ; l'eau de goudron, les applications de teinture d'iode sur la poitrine, lorsqu'il y a un peu de bronchite, donnent de très bons résultats.

BRULURES

Les brûlures sont superficielles ou profondes.

Dans les brûlures superficielles, la peau est rouge et couverte de cloches remplies de liquide. Il faudra ouvrir ces cloches avec des ciseaux bien propres et passés dans une solution de sublimé, laver légèrement avec une solution boriquée et panser avec de la vaseline boriquée.

Les brûlures profondes et étendues dans lesquelles la peau est détruite sont, en général, longues à guérir ; le plus souvent, elles entraînent de la suppuration et, peu à peu, la peau mortifiée s'élimine. On devra les traiter comme des plaies ordinaires.

BUBON OU ADÉNITE

A la suite de chancre et de plaies de la verge ou des membres inférieurs, il peut survenir une tuméfaction de ganglions du pli de l'aine. S'il y a simplement gonflement et induration, on se contentera de faire des onctions de pommade mercurielle simple ou belladonée et de prescrire le repos au lit. Si la peau devient rouge, saillante et très douloureuse on appliquera des cataplasmes émollients de farine de lin ou de riz.

Si la tumeur s'ouvre, on aura soin d'évacuer par pression tout le pus qu'elle renferme et on lavera la poche ainsi formée en injectant avec une seringue en verre, soit une solution de sublimé à 1 p. 1.000, soit d'eau phéniquée de 25 p. 1.000 ; on saupoudrera ensuite avec un peu d'iodoforme et on appliquera un bandage légèrement compressif par dessus. Le pansement sera renouvelé tous les deux jours et précédé de lavages antiseptiques chaque fois.

CHANCRES

Le chancre mou est rarement solitaire ; plus souvent on observe une couronne de petites ulcérations suppurantes autour du gland. Il survient de deux à huit jours après le coït. Il donne lieu fréquemment à des bubons. Bains locaux à l'eau boriquée chaude, pansements antiseptiques à l'iodoforme, repos dans la position horizontale.

Le chancre induré ou syphilitique est généralement seul, il repose sur un fond dur, il guérit lentement sans suppurer beaucoup. Il survient de huit jours à trois semaines après le coït. Il donne lieu à un gonflement ganglionnaire de l'aine, formé de noyaux durs et ayant peu de tendance à la suppuration. De quatre à six semaines après l'apparition du chancre induré, il se développe sur le corps une éruption de taches rosées qui constitue la roséole. En même temps ou peu après, se montrent les plaques muqueuses, ulcérations grisâtres de la bouche, de l'anus et du gland. A ce moment il n'y a plus de doute, le malade est un syphilitique et il convient de l'évacuer pour qu'il soit examiné par un médecin et que le traitement nécessaire lui soit prescrit.

Le traitement local du chancre induré est des plus simples : soins de propreté très grands, lavages à l'eau boriquée, pansement avec poudre de salol ou d'iodoforme.

COLIQUES

Caractérisées par des douleurs abdominales souvent très violentes, parfois accompagnées de diarrhée.

Cataplasmes émollients ou laudanisés sur le ventre et, si les douleurs persistent, 10 à 12 gouttes de laudanum dans un peu d'eau sucrée ou d'eau albumineuse.

Régime lacté.

CONJONCTIVITE

L'inflammation de la muqueuse des paupières et du globe de l'œil déterminée par la présence de corps étrangers, un choc extérieur, parfois l'action de la fumée, un refroidissement, les rayons du soleil, etc.

Les yeux sont rouges, larmoyants, collés le matin, donnent la sensation de graviers sous les paupières et supportent mal la lumière.

Laver l'œil plusieurs fois par jour avec une solution boriquée tiède à 20 p. 1.000 et appliquer ensuite un tampon de coton hydrophile trempé dans la même solution, maintenu avec une bande.

Si la conjonctivite est accompagnée de suppuration et si le malade a, en même temps, la blennorrhagie, l'évacuer au plus tôt prendre pour soi les plus grandes précautions, car cette conjontivite est contagieuse.

CONGESTION DU FOIE

Se produit généralement chez les personnes qui ont eu de fréquents accès de fièvre ou de la dysenterie. Se manifeste par une douleur sourde ou de la pesanteur dans le côté droit, cette douleur est augmentée par la pression sous le rebord des fausses côtes, souvent accompagnée de douleurs dans l'épaule droite.

Application de teinture d'iode sur la région du foie, eau de Vichy un verre le matin, ou bicarbonate de soude à la dose de 1 gramme par jour ; purgatifs légers pour régulariser les fonctions digestives, podophylline de préférence.

La congestion du foie prépare l'abcès ; ne pas hésiter à évacuer le malade, si la guérison tarde un peu.

CONSTIPATION

La constipation doit être traitée avec soin, car elle est souvent cause de fièvre, d'embarras gastrique, migraine, vertiges, névralgies.

On peut employer des purgatifs légers :

Poudre de rhubarbe à dose de 1 à 5 grammes par jour ;

Tisane de tamarin ;

Huile d'olive, 1 ou 2 cuillerées à bouche ;

Pilules de podophylline, une pilule de 2 centigrammes par jour.

En cas de constipation rebelle, les lavements donnés avec une poignée de sel marin seront particulièrement utiles.

CRAMPES D'ESTOMAC

On appelle ainsi des douleurs particulières, qui donnent l'impression de constrictions pénibles, de torsion de l'estomac. Elles sont produites par un mauvais état de l'organe, qui est dû, le plus souvent, à l'abus de boissons, de liqueurs fortes, du tabac. Le meilleur moyen de les prévenir est de supprimer toute cause d'irritation de l'estomac et d'observer un régime léger. Ces douleurs seront calmées par 10 à 12 gouttes d'éther sur un morceau de sucre ; il sera bon de prescrire le bicarbonate de soude à des doses légères de 1 à 2 grammes par jour ou les eaux minérales bicarbonatées à la dose de un verre environ par repas.

CRAW-CRAW

Le craw-craw est une affection dermatique dont l'origine est attribuée par certains auteurs à une filaire du sang, et par d'autres à un organisme analogue à celui qui produit la gale.

Dans le début de son évolution, le craw-craw se présente sous la forme d'une pustule plus ou moins volumineuse qui ne tarde pas à crever, en répandant un liquide purulent de consistance peu épaisse.

Si l'on a soin de faire crever cette pustule dans une compresse imbibée de sublimé à 1 p. 1.000, l'affection ne se développera pas, et se réduira progressivement par simple application de compresses imbibées d'une solution de sublimé dont on diminuera progressivement la concentration par une addition quotidienne d'eau bouillie.

Si, au contraire la pustule crève sans qu'il ait été pris au préalable de précautions antiseptiques convenables, il arrive souvent que la plaie aux bords arrondis qui résulte de l'ouverture de ces sortes d'abcès prend une forme ulcéreuse, s'agrandissant et s'approfondissant progressivement. Dans ce cas, deux médications sont susceptibles de donner de bons résultats ; il faut procéder à l'application sur la plaie, soit de compresses antiseptisées, ainsi qu'il vient d'être dit au sujet du traitement des pustules, soit de pommade soufrée, en procédant ainsi qu'il est indiqué à l'article Gale.

Ainsi que le furoncle dont il est question plus loin, le craw-craw essaime facilement et a de la tendance à se multiplier, aussi est-il nécessaire de prendre à cet égard des soins tout particuliers de propreté, lavages au savon, crésyl, lotions phéniquées, ou lotion au permanganate à 25 centigrammes par litre.

CYSTITE

La cystite est caractérisée par des envies fréquentes d'uriner avec douleurs violentes dans le bas-ventre et parfois un peu de sang dans les dernières gouttes d'urine. Elle est le plus souvent consécutive à une blennorrhagie.

Le traitement consistera en bains de siège tièdes, en cataplasmes sur le bas-ventre et repos au lit dès le début des douleurs. Si celles-ci sont trop vives, surtout du côté de l'anus, on donnera des lavements chauds additionnés de quelques gouttes de laudanum (environ 20 gouttes de laudanum pour 300 grammes de liquide). Le malade boira dans la journée une tisane diurétique de graine de lin ou d'orge ; en même temps, il fera usage d'opiat au copahu ou de santal.

DARTRES

Les dartres sont formées par des taches blanchâtres, farineuses, généralement arrondies, s'étendant par leurs bords et causant des démangeaisons pénibles.

Elles sont plus fréquentes aux aines, aux cuisses, aux aisselles et à la poitrine.

On les soigne par la pommade d'Helmerich ou la pommade soufrée et par des lotions à la solution de sublimé.

Ne pas oublier que ces plaques contiennent un parasite qui est capable d'ensemencer la peau à un autre endroit. Après le traitement, il faudra donc faire bouillir les vêtements pour éviter de reprendre la même maladie.

DIARRHÉE

Surtout fréquente pendant les nuits fraîches de la saison sèche.

Le premier traitement à appliquer est une purgatif salin : 40 grammes de sulfate de soude ou de sulfate de magnésie dissous dans 300 grammes d'eau qu'on absorbe le matin à jeun en trois fois à une demi-heure d'intervalle, un ou deux verres d'eau de mer produisent le même effet. Comme les purgatifs salins agissent d'autant mieux qu'ils sont plus dilués, il convient de boire ensuite, soit du thé, soit un tisane quelconque.

Régime léger : lait, bouillon, œufs, etc.

Quand la diarrhée persiste encore le surlendemain, administrer la potion suivante par cuillerées dans la journée :

S.N. de bismuth.	6 grammes.
Laudanum	X gouttes.
Sucre en poudre	20 grammes.
Eau	200 —

Avoir soin de porter une ceinture de flanelle jusqu'à disparition complète de la diarrhée.

DOULEURS

Courbature. — Les douleurs peuvent siéger dans les muscles, les reins, les membres, à la suite d'un travail forcé ou inaccoutumé qu'on impose aux différentes régions courbaturées ; le repos dans ce cas est le traitement.

Névralgies. — Elles peuvent se montrer sous la forme lancinante au niveau des côtes, du cou, de l'épaule, de la cuisse ; ce sont alors des névralgies qui se trouvent sous la dépendance, soit de la fièvre, soit d'un mauvais état du tube digestif ; parfois, sont consécutives à un refroidissement.

Antipyrine à la dose de 1 à 2 grammes, ventouses sur la région douloureuse, frictions sèches ou avec l'alcool camphré.

Entretenir la liberté du ventre avec de la rhubarbe ou de la tisane de tamarin. Quinine en cas de fièvre, évacuer le malade si l'affection se prolonge.

Rhumatisme. — On peut aussi avoir des douleurs avec gonflement des articulations.

Dans ce cas, elles sont souvent accompagnées de fièvre. C'est le rhumatisme articulaire.

Enveloppement des articulations malades dans le coton et la flanelle, repos au lit.

Purgatif salin. Salicylate de soude, 2 grammes par jour, en trois fois, dissous dans un peu d'eau. Régime léger.

DYSENTERIE

La dysenterie est caractérisée par la présence de mucosités graisseuses et de sang dans les matières fécales, par des envies fréquentes et douloureuses d'aller à la selle.

Commencer le traitement par un purgatif salin ou huile de ricin. Le jour même, préparer pour le lendemain une macération d'ipéca, 4 grammes de racine ou 2 grammes de poudre dans 200 grammes d'eau froide pendant 24 heures. Cette potion est prise par cuillerée à café toutes les heures; elle peut être continuée pendant 3 ou 4 jours. Donner en même temps, deux fois par jour, de grands lavements d'eau bouillie, 1 litre pour chaque lavement.

Lorsqu'il n'y a plus de sang dans les selles, administrer par cuillerées à bouche, d'heure en heure, la potion suivante :

> Sulfate de soude . . . . 15 grammes.
> Sucre. . . . . 10 —
> Eau . . . . 120 —

Continuer cette potion pendant une semaine, en diminuant la quantité de sulfate de soude progressivement.

Tisane albumineuse ou eau de riz ou tisane de feuilles de goyavier.

Comme aliments : lait et œufs exclusivement pendant les premiers jours. La guérison sera d'autant plus sûre que le malade montrera plus de prudence à revenir au régime ordinaire.

EMBARRAS GASTRIQUE

Caractérisé par inappétence, nausées, langue sale, un peu de fièvre, courbature, constipation, quelquefois de la diarrhée.

Purgatifs salins ou eau de mer, à défaut huile de ricin.

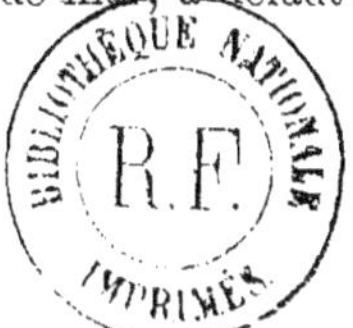

ENTORSE

L'entorse ou foulure survient à la suite d'un faux mouvement. Elle peut se produire pour toutes les articulations, mais c'est à la cheville qu'on la voit survenir le plus souvent.

Le meilleur traitement est le massage. Celui-ci se fait avec les mains, recouvertes d'huile pour adoucir les frottements. Il faut embrasser l'articulation avec une main ou les deux si cela est nécessaire, et faire des frictions répétées, d'abord très douces, puis progressivement plus fortes. Elles doivent se faire toujours dans le même sens, en partant de l'extrémité du membre pour remonter vers sa racine. Les massages doivent être prolongés et durer environ une demi-heure, être lentement progressifs pour éviter de provoquer de la douleur.

Le repos dans la position horizontale, l'application de compresses imbibées d'alcool camphré ou d'eau blanche, surtout s'il existe du gonflement, complèteront le traitement.

FIÈVRE PALUDÉENNE

Accès franc. — L'accès de fièvre ordinaire est caractérisé par trois stades bien déterminés : frisson, chaleur et sueur; il est accompagné de maux de tête, d'embarras gastrique et souvent de vomissements bilieux, l'élévation de la température peut aller jusqu'à 40° et 41°.

Le traitement est la quinine à dose de 1 gramme tant que dure la fièvre, 50 centigrammes pendant les quatre ou cinq jours qui suivent, un purgatif, sulfate de soude ou de magnésie de préférence, ou un ipéca, surtout s'il y a des vomissements bilieux, thé punché, tisanes, limonade; lait et bouillon comme aliments.

Après un accès, la température revient à la normale, mais la maladie n'est pas éteinte : les accès peuvent se reproduire et sont sujets à des retours périodiques d'autant plus rapprochés que l'on n'applique pas rigoureusement la médication quinique.

Lorsque les accès se répètent souvent, ne pas hésiter à évacuer le malade sur une formation sanitaire. Ne pas oublier que les accès de fièvre préparent les lésions organiques qui conduisent à la bilieuse hématurique et aux accès pernicieux.

Accès pernicieux. — Caractérisés par début brusque, élévation rapide de température, perte de connaissance; présentent différentes formes.

Forme algide, avec refroidissement du corps et surtout des extrémités.

Forme convulsive, avec convulsions des membres, des yeux, constriction des mâchoires.

Forme délirante, avec délire, hallucinations, le malade veut se lever, parle à haute voix, s'adresse à des êtres imaginaires, etc.

Le traitement est la quinine donnée à haute dose et le plus rapidement possible, jusqu'à 2 grammes en 24 heures; si on ne peut la faire absorber par la bouche, la donner en lavements tièdes, deux fois par jour ainsi composés :

    Sulfate ou chlorhydrate de quinine . .   2 grammes.
    Jaune d'œuf délayé. . . . .   1 gramme.
    Eau tiède . . . .   200 grammes.

On peut aussi la donner sous forme de pommade avec des frictions énergiques dans les régions des aisselles ou des aines.

    Sulfate ou chlorhydrate de quinine. . .   2 grammes.
    Graisse   10   —

Lavements purgatifs au sulfate de soude, à défaut au sel ordinaire ou à l'eau de mer; dans le cas de température élevée, lotions vinaigrées sur le corps, sinapismes aux membres inférieurs; dans le cas de refroidissement, boissons chaudes, frictions énergiques sur le corps avec un morceau de flanelle sèche ou imbibée d'alcool.

FIÈVRE BILIEUSE HÉMATURIQUE

Caractérisée par urines sanguinolentes dont la teinte varie du rose groseille au noir bitter, teinte jaunâtre de la peau et des conjonctives, vomissements bilieux souvent impossibles à arrêter, douleurs au niveau du foie et de la rate. Débute généralement par de la fièvre et de l'embarras gastrique; la température tombe souvent quand les urines sont devenues sanguinolentes.

Supprimer la quinine dès le début, chaque jour un purgatif, de préférence un lavement salin, pour moins fatiguer le malade, thé punché, champagne, limonade ou eau gazeuse; exciter les fonctions des reins en faisant à leur niveau des frictions à l'alcool camphré ou appliquant des ventouses, maintenir les extrémités bien chaudes au moyen de couvertures et de bouillottes; comme régime, bouillon et lait.

Ne pas donner de quinine avant la convalescence et commencer par des doses très faibles, pas plus de 25 centigrammes.

Tout malade qui a eu une bilieuse hématurique est exposé à une rechute généralement plus grave que la première atteinte, est donc à évacuer aussitôt après guérison.

FAÇON DE PRENDRE LA QUININE

Autant que possible, la quinine doit être administrée sept ou huit heures avant l'accès; après celui-ci, elle doit être continuée encore quelques jours à doses décroissantes, d'abord de 50 centigrammes, puis de 25 centigrammes.

Quand les accès ont la tendance à la périodicité, elle doit être donnée deux jours avant l'accès supposé, à la dose de 1 gramme, puis à doses décroissantes pendant les deux jours qui suivent.

La quinine préventive est donnée à la dose de 25 centigrammes tous les deux jours; elle peut être prescrite pendant la mauvaise saison et aux personnes appelées à marcher ou à se trouver dans des conditions matérielles plus mauvaises.

En cas de fatigue, de surmenage, voyage prolongé au soleil ou en pays marécageux, prendre 0 gr. 50 de quinine au moindre malaise, ce sera le meilleur moyen de prévenir un accès de fièvre.

FIÈVRE TYPHOÏDE

Caractérisée par fièvre persistante et élevée, insomnie, délire, langue sèche, diarrhée, douleur dans le flanc droit, taches rosées dites lenticulaires sur le ventre.

Isoler les malades, ne leur faire prendre aucun aliment solide, seulement du lait et du bouillon, peu de quinine, purgatif salin tous les trois ou quatre jours.

Évacuer le malade le plus rapidement possible.

FLUXION DE POITRINE

Se manifeste par de la fièvre survenant après un gros frisson, point de côté violent, crachats sanguinolents, respiration difficile, toux, congestion de la face.

Fréquente chez les indigènes qui se couvrent mal et ne prennent aucune précaution pour se garantir du froid pendant la saison fraîche.

Boissons chaudes, thé punché, lait, potion calmante au sirop de tolu; vésicatoire sur la région où s'est produit le point de côté; au début, purgatif avec 40 grammes d'huile de ricin et tous les trois ou quatre jours, si les fonctions digestives se font mal; tenir le malade bien chaudement; comme régime, bouillon, lait, œufs.

FRACTURE

Une fracture se reconnaît aux signes suivants : douleur, impossibilite de mouvoir la partie blessée, mouvements anormaux quand on déplace le membre et production d'une flexion en un point où il n'existe pas de jointure, crépitation des surfaces osseuses.

La première chose à faire est d'essayer de remettre les fragments en place et de rendre au membre sa position naturelle; on le fixe ensuite au moyen d'attelles et de bandes qui le maintiennent immobile.

S'il y a plaie, on la nettoiera avec soin pour la débarrasser des souillures de toutes sortes qui peuvent y avoir pénétré au moment de l'accident. On pratiquera des lavages abondants et répétés avec des solutions antiseptiques.

Évacuer le plus rapidement possible sur une formation sanitaire.

FURONCLE

Dès son apparition essayer de le faire avorter par des applications de teinture d'iode ou de pommade mercurielle.

S'il continue à grossir, appliquer des compresses trempées dans une solution boriquée chaude. Aussitôt qu'il se fait un pertuis, évacuer par la pression le contenu du furoncle, laver au sublimé et appliquer un pansement humide boriqué.

Le furoncle essaime facilement et a de la tendance à se multiplier, aussi faut-il prendre des soins tout particuliers de propreté : lavages au savon, crésyl, lotions phéniquées, etc.

En cas de prédisposition furonculeuse, eau de goudron à l'intérieur.

GALE

La pommade soufrée, dite d'Helmerich, est le remède par excellence de la gale; mais pour .qu'elle soit réellement efficace, il faut qu'elle atteigne le parasite au fond des vésicules et sous les croûtes où il est logé; on fera d'abord d'énergiques frictions au savon noir, de façon à faire tomber toutes les croûtes; on donnera ensuite un bain d'eau chaude (à défaut des lotions) et on frictionnera avec la pommade d'Helmerich qui sera laissée en place pendant douze heures avant un nouveau bain. Ce traitement sera renouvelé pendant trois jours.

Avoir soin de passer à l'eau bouillante les effets et la literie qui ont servi aux galeux avant et pendant le traitement.

INDIGESTION

L'indigestion peut se produire, soit après un repas copieux, soit après l'absorption d'aliments de mauvaise qualité ou trop lourds pour un tube digestif fatigué. Elle survient quatre ou cinq heures après le repas et se manifeste par des coliques accompagnées de diarrhée profuse, et quelquefois de vomissements.

Administrer un purgatif salin. Donner des tisanes chaudes, du thé, etc. Surveiller le régime pendant quelques jours : bouillon, lait, œufs, viandes légères, peu de pain.

INSOLATION, COUP DE SOLEIL

Le coup de soleil est une brûlure de la peau par l'action directe des rayons de soleil; aucune gravité, appliquer un peu de vaseline boriquée, s'il y a une cuisson trop intense.

L'insolation est beaucoup plus grave; elle se produit à la suite d'un travail pénible, d'une marche longue au soleil, se traduit par des nausées, de l'anxiété respiratoire, de la congestion de la face, du délire.

Le traitement consiste à mettre le malade à l'ombre dans un endroit frais, le coucher sur le dos par terre en laissant la tête reposer sur le même plan que le corps, pratiquer la respiration artificielle si l'évanouissement se prolonge, mettre des compresses fraîches ou faire des lotions sur la tête, sinapismes aux jambes.

Si les accidents surviennent le soir ou le lendemain du jour où le malade s'est exposé au soleil, s'ils s'accompagnent de délire ou de perte de connaissance, ne pas oublier que, dans la majorité des cas, on se trouve en présence, non d'une insolation, mais d'un accès pernicieux. Le traitement à appliquer, le plus vite possible, est la quinine en lavement ou en frictions; sinapismes aux jambes, frictions énergiques à la surface du corps avec liniment térébenthiné ou camphré, enveloppement dans des couvertures; si le malade se refroidit, lavement purgatif, compresses froides sur la tête.

JAUNISSE

Accompagnée généralement d'embarras gastrique, caractérisée par la couleur jaune de la peau et des conjonctives, la décoloration des selles, la lourdeur au niveau du foie.

Administrer un purgatif salin et, les jours suivants, un laxatif : rhubarbe, podophylline ou tisane de tamarin. Eau de Vichy à la dose de deux verres par jour, ou bicarbonate de soude 2 grammes, régime léger, lait, œufs, riz, purées.

LÈPRE

Caractérisée par des mutilations des extrémités, doigts et orteils, des plaques de boursouflure à la face, des taches de décoloration sur le corps.

Pas de traitement de cette maladie. Comme elle est contagieuse, ceux qui en sont atteints doivent être rigoureusement isolés, les soumettre à l'examen d'un médecin.

MIGRAINE

La migraine est une violente douleur de tête, quelquefois limitée à une seule région, la nuque, le front ou les yeux; elle est souvent accompagnée de vomissements, presque jamais de fièvre; parfois provoquée par la constipation.

Bains de pieds chauds, antipyrine à la dose de 1 à 2 grammes, purgatif, s'il y a constipation.

NOYÉS

Dès qu'un noyé est retiré de l'eau, le dépouiller de ses vêtements, écarter les mâchoires au moyen d'un coin de bois et même, s'il est en apparence de mort, chatouiller le fond de la gorge pour essayer de provoquer des vomissements.

Faire sur tout le corps des frictions énergiques. Prendre la langue avec un linge et pratiquer des tractions rythmées toutes les 3 ou 4 secondes.

Faire la respiration artificielle pendant une heure ou deux sans relâche : un aide prend les deux bras, les élève alternativement au-dessus de la tête et les abaisse le long du corps, tandis qu'à ce moment un autre aide comprime légèrement la base de la poitrine. La langue doit être tirée quand les bras sont élevés et rentrée dans la bouche quand ils sont abaissés.

Dès que la respiration commence à reprendre et que le noyé revient à lui, lui administrer quelques cuillerées de cordial ou de thé punché; le coucher ensuite en le couvrant très chaudement.

ORCHITE

En général consécutive à une chaude-pisse, caractérisée par le gonflement du testicule et une vive sensibilité à son niveau.

Repos au lit, applications de pommade mercurielle, avec une bonne couche de coton ordinaire et un suspensoir. Si l'inflammation est trop vive, les douleurs trop fortes, on fera usage de cataplasmes chauds ou de compresses émollientes enveloppant tout le scrotum. Continuer le traitement de la chaude-pisse, si l'écoulement n'a pas encore disparu.

PANARIS

Le panaris est un abcès des doigts. Lorsqu'il est superficiel, une légère incision de la peau suffit pour livrer passage au pus. Quand il est profond, il devient une affection grave et réclame les soins d'un médecin.

Cataplasmes, pansements humides antiseptiques, bains de main à l'eau phéniquée chaude tant que le panaris restera fermé ; lavages et pansements antiseptiques après ouverture.

PLAIES

En cas de plaies, laver très soigneusement avec une solution de sublimé à 1 p. 1.000, à défaut avec une autre solution antiseptique. Si la plaie a bon aspect et n'a pas de tendance à suppurer, faire un pansement sec : poudre d'iodoforme, gaze stérilisée, coton hydrophile, coton ordinaire et bande, renouveler ce pansement tous les deux ou trois jours ; si la plaie suppure, si le fond est grisâtre, faire un pansement humide : gaze et coton imprégnés d'une solution antiseptique, toile imperméable par dessus et bande.

S'il y a hémorrhagie, faire de la compression au niveau de la plaie au moyen d'un tampon de ouate hydrophile solidement maintenu par une bande.

Si les lèvres de la plaie sont écartées, les rapprocher au moyen d'une bandelette de diachylon.

POUX, MORPIONS

Les morpions sont tués facilement par des onctions à la pommade mercurielle répétées pendant deux ou trois jours de suite.

Pour les poux de la tête, les frictions avec mélange d'huile ordinaire et pétrole ou avec de l'alcool camphré et les bains de propreté suffisent.

On aura soin de passer à l'eau bouillante les vêtements et la literie.

PUCE, CHIQUE

Se présente sous la forme d'une petite vésicule opalescente avec un point noir minuscule ; elle est habituellement logée dans la peau des pieds, le plus souvent au niveau des plis articulaires ou sous les ongles, quelquefois au scrotum et aux mains.

Dès que la présence de la chique est constatée, il faut la faire enlever le plus tôt possible ; pour cela, on promène tout autour une épingle ou une aiguille en ayant bien soin de ne pas crever la vésicule, la petite plaie résultant de l'extraction est touchée à la teinture d'iode ou pansée à la solution de sublimé.

Le meilleur moyen d'éviter les chiques est de porter des chaussures en cuir, laver les pieds deux fois par jour avec une solution antiseptique et même les savonner au crésyl. Ne jamais laisser de sable dans les habitations. le remplacer par de l'argile battue.

Au bord de la mer laver à l'eau salée ou briquer au sable de mer pris à marée basse.

SAIGNEMENT DE NEZ OU ÉPISTAXIS

Ne pas baisser la tête, ne pas se moucher avec force, laver le nez avec de l'eau très fraîche ; si le saignement persiste, tamponner avec la solution suivante :

Antipyrine . . . .   2 grammes.
Eau . . . .   250 grammes.

On peut aussi injecter cette solution dans le nez avec une seringue de verre.

TÉTANOS

Le tétanos se manifeste par des raideurs musculaires qui commencent généralement par des muscles de la machoire. Ceux-ci sont tellement contractés qu'il est souvent impossible d'ouvrir la bouche du malade. Plus tard, les muscles du tronc se prennent aussi, ceux du dos et de la nuque se raidissent à leur tour et le malade, au moindre bruit, au moindre attouchement se tend en ressort.

Dès le début de la maladie, isoler le malade dans l'obscurité et le silence, activer les fonctions urinaires en lui donnant du lait et des tisanes, faire transpirer avec du thé punché, purger tous les deux jours, calmer les douleurs au moyen de l'opium à haute dose, dix gouttes de laudanum toutes les deux heures jusqu'à cent gouttes en vingt-quatre heures.

Le tétanos est presque toujours consécutif à une plaie ; laver celle-ci avec le plus grand-soin et appliquer un pansement antiseptique au sublimé ou à l'eau phéniquée.

TŒNIA

Caractérisé par des anneaux qui s'échappent de l'anus et ressemblent à des morceaux de macaroni blanchâtres et bien cuits ; prurit anal, augmentation de l'appétit, parfois diminution, nausées, vertiges.

Pelletiérine ou capsules de fougère mâle Duhourcau. La veille, régime lacté, prendre le médicament le matin à jeun, une heure après purgatif.

Recommander au malade d'aller à la garde-robe sur un vase rempli d'eau tiède et de ne pas tirer sur le ver au moment de son expulsion.

TUBERCULOSE. PHTISIE PULMONAIRE

Lorsqu'un homme tousse fréquemment, rend des crachats jaunes, purulents, qu'il sue beaucoup la nuit, qu'il maigrit rapidement, on doit penser à la phtisie pulmonaire.

Cet homme est essentiellement dangereux pour les camarades avec lesquels il cohabite. Il répand autour de lui les germes de la maladie et peut être cause d'autres cas de phtisie.

On doit l'évacuer le plus vite possible sur une formation sanitaire, afin qu'il soit examiné par un médecin et rapatrié s'il est reconnu dangereux.

ULCÈRES

Un ulcère débute le plus souvent par une écorchure ou un bouton mal soigné. Il s'étend en surface et en profondeur et peut arriver à prendre des dimensions importantes. Il siège le plus fréquemment aux jambes et aux voisinages des chevilles.

Au début, lavages antiseptiques avec la solution sublimé à 1 p. 1000, pansements humides avec la même solution ; quand la supuration a diminué, que la teinte grisâtre du fond est remplacée par une surface rosée et bourgeonnante, pansement avec une poudre composée de charbon et de quinquina à parties égales ; n'employer *d'iodoforme que dans les ulcères de petites dimensions.*

Autant que possible, repos.

VARIOLE

Affection caractérisée par une éruption de pustules généralisées sur tout le corps et un peu déprimées en leur centre ; ces pustules supurent, se recouvrent de croûtes et laissent après elles des cicatrices indélébiles. L'éruption est accompagnée de fièvre intense, abattement, douleurs lombaires.

Elle se produit sur les personnes qui n'ont pas été vaccinées et est très contagieuse.

La première mesure à prendre est d'isoler le malade et ne laisser à côté de lui que des personnes ayant été vaccinées ou ayant eu la variole. Prescrire des tisanes diurétiques et rafraîchissantes : lait et bouillon, lotions boriquées sur le corps.

Prévenir un médecin le plus tôt possible pour les mesures à prendre.

VER DE GUINÉE

Se présente chez les tirailleurs sénégalais qui l'ont contracté dans leur pays. Il ressemble à une corde de violon d'un blanc laiteux, se loge sous la peau et détermine à son niveau de petits abcès; ces abcès s'ouvrent en donnant issue à une pointe blanche, l'extrémité du ver.

Dès que cette extrémité paraît, on la saisit et on l'enroule autour d'une allumette ou d'un petit morceau de bois; l'enroulement devra se faire avec douceur et on devra bien se garder de tirer trop fort ou trop brusquement pour ne pas rompre le ver. Quand elle se produit, cette rupture donne lieu à des abcès qui se répètent et sont longs à guérir.

Recouvrir le petit morceau de bois d'un pansement antiseptique à la gaze stérilisée ou bichlorurée; l'extraction dure plusieurs jours; chaque matin, il faut refaire la même opération et enrouler un peu le ver.

VOMISSEMENTS

Les vomissements accompagnant souvent l'embarras gastrique, l'indigestion, sont fréquents dans la fièvre; un ipéca à 1 gr. 50 ou un purgatif salin en sont le meilleur traitement.

Dans la fièvre bilieuse hémoglobinurique, ils sont ordinaires et abondants, formés de bile jaune ou verte. Les boissons gazeuses, le champagne, la glace, pourront servir à les calmer.

Ils sont fréquents dans les dyspepsies; on les observe le matin à jeun chez les estomacs délabrés, surtout par l'alcool; il faut alors supprimer la cause, qui est l'alcool, prescrire le régime lacté et le bicarbonate de soude à la dose de 1 gramme par jour.

TROISIÈME PARTIE

APPENDICE PHARMACEUTIQUE

ANTIPYRINE

A la dose de 50 centigrammes à 1 à 2 grammes dans du pain azyme ou du papier à cigarette.

En solution dans de l'eau dans les cas d'hémorrhagies, saignements de nez en particulier.

BALSAMIQUES

COPAHU

Sous forme d'opiat, associé au cubèbe, prendre trois fois par jour, gros comme une noisette.

SANTAL OU COPAHU

Capsules à la dose de 6 à 12 par jour.

BICARBONATE DE SOUDE

1 à 2 grammes par jour dans un verre d'eau.

CATAPLASMES

ÉMOLLIENTS

Se préparent en délayant de la farine de lin dans de l'eau chaude de façon à faire une pâte molle que l'on applique entre deux compresses.

A défaut de farine de lin, on peut employer de l'amidon, de la fécule, du riz.

LAUDANISÉS

Répandre sur le cataplasme émollient, au moment de l'appliquer, 40 à 50 gouttes de laudanum.

SINAPISÉS

Préparer un cataplasme émollient, le laisser refroidir et, *lorsqu'il est tiède*, saupoudrer avec de la farine de moutarde, appliquer ensuite.

La poudre « Colman's mustard » est excellente pour cet usage.

EAU DE GOUDRON

Mettre au fond d'une bouteille 1 ou 2 cuillerées de goudron de Norwège et faire le plein avec de l'eau chaude; jeter cette première eau et la remplacer par de l'eau froide au fur et à mesure de la consommation.

ÉTHER

Faire respirer en cas de syncope; donner quelques gouttes sur un morceau de sucre dans les crampes d'estomac.

GARGARISME

Faire dissoudre 20 grammes de chlorate de potasse dans un litre d'eau ou employer la solution ordinaire boriquée à 40 p. 1.000.

INJECTIONS

Pratiquées avec une seringue en verre, le plus souvent avec du permanganate de potasse à 0 gr. 50 ou 1 gramme pour 1.000.

LAVEMENTS

Pratiqués avec un irrigateur Eguisier ou un bock laveur placé à 1 mètre ou $1^m,50$ au-dessus du malade.

Le bock peut être fabriqué sur place en fer-blanc, un bec est ménagé à la partie inférieure pour ajuster un tube de caoutchouc, la canule à lavement est placée à l'extrémité. A défaut de bock, on peut employer un récipient quelconque, caisse à farine, bouteille dont on a enlevé le fond, etc.

1° ÉVACUANT

500 grammes d'eau tiède.

2° PURGATIF

a (salin)	Sulfate de soude	60 grammes.
	Eau tiède	500 —

	Huile de ricin	60 grammes.
b	Jaune d'œuf	1 gramme.
	Eau	500 grammes.

Battre un jaune d'œuf en ajoutant lentement les 60 grammes d'huile de ricin; lorsque le mélange est bien intime, ajouter un demi-litre d'eau légèrement tiède ; le liquide obtenu doit être bien homogène.

3° CALMANT

Laudanum	XX gouttes.
Eau tiède	200 grammes.

POMMADES

1° POMMADE D'HELMERICH

Employée en frictions énergiques contre la gale.

2° POMMADE MERCURIELLE

En frictions sur le pubis dans le cas de morpions.

3° VASELINE BORIQUÉE

Vaseline	30 grammes.
Acide borique	4 —

POTIONS

1° CONTRE LA DIARRHÉE

Sous-nitrate de bismuth	6 grammes.
Laudanum	X gouttes.
Sucre	20 grammes.
Eau	200 grammes.

Pour une journée, en cinq ou six fois.

2° CONTRE LA DYSENTERIE

Sulfate de soude	15 grammes.
Sucre	10 grammes.
Eau	100 grammes.

Pour une journée, en cinq ou six fois.

3° CONTRE LE RHUMATISME

Salicylate de soude	2 grammes.
Sucre	10 grammes.
Eau	100 grammes.

Pour une journée, en trois ou quatre fois.

4° CONTRE LA TOUX

Teinture de tolu.	2 grammes.
Laudanum	X gouttes.
Sucre	10 grammes.
Eau	100 grammes.

Pour une journée, une cuillerée à café toutes les deux heures et toutes les fois que se produisent des quintes de toux.

POUDRES POUR PANSEMENTS

Iodoforme.
Salol.
Acide borique } à parties égales.
Amidon
Poudre de charbon } à parties égales.
Poudre de quinquina

PURGATIFS

HUILE DE RICIN

Purgatif doux recommandé en cas d'inflammation intestinales : 30 grammes le matin à jeun dans du café ou du bouillon.

PURGATIFS SALINS

Sulfate de magnésie ou de soude, 40 grammes dans un grand verre d'eau, le matin à jeun.

Sur la côte, l'eau de mer à la dose de 1 ou 2 verres peut-être employée de la même façon.

PODOPHYLLINE

Recommandé dans la constipation habituelle, 2 à 5 centigrammes en pilules à prendre le soir, agit 7 ou 8 heures après.

RHUBARBE

Purgatif doux, de 2 à 4 grammes le matin à jeun, dans un morceau de banane ou dans de la confiture.

QUININE

Les sels ordinairement employés sont le sulfate et le chlorhydrate de quinine, on peut les préparer de plusieurs façons.

Comprimés, pilules ou poudre que l'on absorbe dans un morceau de banane ou une feuille de papier à cigarette.

SOLUTION

On fait dissoudre la quinine dans de l'eau au moyen de quelques gouttes de jus de citron.

LAVEMENT

Quinine	2 grammes.
Jaune d'œuf délayé.	1 gramme.
Eau tiède.	200 grammes.

POMMADE

Quinine	2 grammes.
Axonge	10 grammes.

Employée, dans les cas d'intolérance gastrique, en frictions dans les régions des aines et des aisselles.

RÉVULSIFS

TEINTURE D'IODE

Appliquée en badigeonnage sur la peau.

SINAPISMES

Les sinapismes en feuilles sont appliqués sur la peau après avoir été plongés pendant deux minutes dans l'eau froide.

On peut les remplacer par des cataplasmes sinapisés.

VÉSICATOIRES

Sont envoyés dans les postes sous forme de sparadrap; en couper un morceau de quelques centimètres carrés, l'appliquer sur la peau et le fixer avec une bande; le laisser de 8 à 10 heures; le retirer délicatement, ouvrir les bulles qui se sont formées et panser avec de la vaseline boriquée; refaire le pansement chaque jour.

VENTOUSES

Employer un verre ordinaire ou un verre à bordeaux à parois épaisses, mettre sur le bord intérieur une mèche de coton et l'allumer à la flamme d'une bougie, appliquer aussitôt l'orifice du verre au point de la peau où l'on veut déterminer de la révulsion. Retirer la ventouse en appliquant l'index contre le rebord du verre et en comprimant la peau à cet endroit.

SOLUTIONS ANTISEPTIQUES

EAU BORIQUÉE

Faire dissoudre 40 grammes d'acide borique dans un litre d'eau bouillie et filtrée. La solution se fait plus rapidement à chaud.

EAU PHÉNIQUÉE

L'acide phénique ne doit être employé qu'en solution très étendue.

Mélanger au fond d'un litre 3 cuillerées à soupe d'acide phénique, un demi-verre de tafia et faire le plein avec de l'eau bouillie et filtrée (solution forte à 50 p. 1000) ; pour la solution faible (25 p. 1.000) seulement 1 cuillerée et demi d'acide phénique.

SUBLIMÉ

Le sublimé est envoyé en comprimés de 50 centigrammes colorés en bleu, *c'est un poison violent*. Pour l'employer, mettre 2 comprimés dans 1 litre d'eau bouillie et filtrée, la solution ainsi obtenue est à 1 p. 1.000, c'est celle que l'on emploie couramment pour le lavage des plaies.

TONIQUES

FER

Perchlorure de fer, à la dose de quelques gouttes par jour à prendre dans un peu d'eau avant le repas du matin. On peut le remplacer par de l'eau ferrugineuse, que l'on fait en jetant au fond d'une carafe une poignée de clous rouillés ; cette eau est bue pendant les repas à la place d'eau ordinaire.

QUINQUINA

Trois cuillerées à soupe d'alcoolé pour faire un litre de vin de quinquina. Un verre à bordeaux avant le repas du matin, deux au plus par jour.

TISANES

ALBUMINEUSE

Mettre dans un flacon de 1 litre 4 blancs d'œufs et remplir avec de l'eau froide ; agiter vivement pendant plusieurs minutes ; sucrer avec 40 grammes de sucre, ajouter quelques gouttes de fleur d'oranger pour aromatiser.

TISANE DE RÉGLISSE

Tisane rafraîchissante, peut également servir de boisson hygiénique pendant les marches ; une demi-cuillerée à café de glyzine pour 1 litre d'eau.

EAU DE RIZ

Faire bouillir 20 grammes de riz dans 1 litre et demi d'eau jusqu'à réduction à 1 litre, laisser reposer et passer.

TISANE DE THÉ, D'EUCALYPTUS, DE GOYAVIER

Mettre 10 grammes de feuilles dans un pot, verser 1 litre d'eau bouillante, laisser infuser un quart d'heure et passer.

THÉ PUNCHÉ

Deux cuillerées de tafia pour un litre de thé.

TŒNIFUGES

PELLETIÉRINE

Chaque flacon renferme une dose à prendre le matin à jeun ; dix minutes après, prendre un grand verre d'eau ; 1 demi-heure après, 40 grammes d'huile de ricin.

CAPSULES DUHOURCAU

Pour remplacer la pelletiérine, à la dose de 12 capsules, pas de purgatif à la suite.

VOMITIF

Ipéca à la dose de 1 gr. 50 le matin à jeun dans un quart de litre d'eau ; quand les envies de vomir se manifestent, prendre quelques gorgées d'eau tiède pour ne pas fatiguer l'estomac.

, on prend l'ipéca sous forme de macération ; pendant
it infuser 4 grammes de racines ou 2 grammes de
filtrée et bue par cuillerée à café toutes les heures.

IÈRE DE DOSER UN MÉDICAMENT

a. — POUDRES

balance quelconque et d'une pièce de 0 fr. 20 c. on
c 0 fr. 05 c., on obtient 5 grammes ; avec 0 fr. 10 c..
s.

ne poudre au-dessous de 1 gramme, l'étendre en rec-
de papier, partager en deux avec un couteau pour
50 centigrammes, en quatre pour avoir 4 doses de

b. — LIQUIDES

ttes d'eau pèsent . . . 1 gramme.
rée à soupe d'eau pèse 15 grammes.
    à dessert   —   10   —
    à café   —   5   —
  à liqueur   —   20   —
  à bordeaux   —   80   —
  ordinaire   —   160   —
iron un quart de plus que l'eau.

FEUILLES

s ou de feuilles est de 3 à 5 grammes, la poignée de

TABLE DES MATIÈRES

PREMIÈRE PARTIE

Conseils d'hygiène.

DEUXIÈME PARTIE

Maladies à soigner dans les postes dépourvus de Médecins.

TROISIÈME PARTIE

Appendice pharmaceutique.

IMPRIMERIE CHAIX. — RUE BERGÈRE, 20, PARIS. — 6990-4-06.